BEI GRIN MACHT SICH IHR WISSEN BEZAHLT

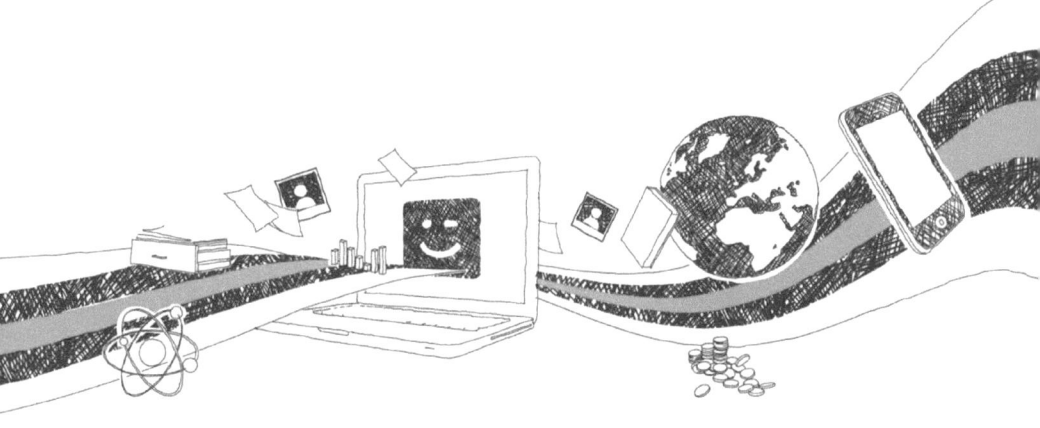

- Wir veröffentlichen Ihre Hausarbeit,
  Bachelor- und Masterarbeit

- Ihr eigenes eBook und Buch -
  weltweit in allen wichtigen Shops

- Verdienen Sie an jedem Verkauf

Jetzt bei www.GRIN.com hochladen und kostenlos publizieren

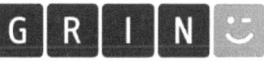

Bibliografische Information der Deutschen Nationalbibliothek:

Die Deutsche Bibliothek verzeichnet diese Publikation in der Deutschen National-
bibliografie; detaillierte bibliografische Daten sind im Internet über http://dnb.d-
nb.de/ abrufbar.

Dieses Werk sowie alle darin enthaltenen einzelnen Beiträge und Abbildungen
sind urheberrechtlich geschützt. Jede Verwertung, die nicht ausdrücklich vom
Urheberrechtsschutz zugelassen ist, bedarf der vorherigen Zustimmung des Verla-
ges. Das gilt insbesondere für Vervielfältigungen, Bearbeitungen, Übersetzungen,
Mikroverfilmungen, Auswertungen durch Datenbanken und für die Einspeicherung
und Verarbeitung in elektronische Systeme. Alle Rechte, auch die des auszugsweisen
Nachdrucks, der fotomechanischen Wiedergabe (einschließlich Mikrokopie) sowie
der Auswertung durch Datenbanken oder ähnliche Einrichtungen, vorbehalten.

Impressum:

Copyright © 2019 GRIN Verlag
Druck und Bindung: Books on Demand GmbH, Norderstedt Germany
ISBN: 9783668937123

Dieses Buch bei GRIN:

https://www.grin.com/document/465430

Lara Ehrlichmann

Rehabilitation bei Skoliose und den damit verbundenen chronischen Rückenschmerzen

GRIN Verlag

GRIN - Your knowledge has value

Der GRIN Verlag publiziert seit 1998 wissenschaftliche Arbeiten von Studenten, Hochschullehrern und anderen Akademikern als eBook und gedrucktes Buch. Die Verlagswebsite www.grin.com ist die ideale Plattform zur Veröffentlichung von Hausarbeiten, Abschlussarbeiten, wissenschaftlichen Aufsätzen, Dissertationen und Fachbüchern.

Besuchen Sie uns im Internet:

http://www.grin.com/

http://www.facebook.com/grincom

http://www.twitter.com/grin_com

Hausarbeit

Rehabilitation bei Skoliose

und den damit verbundenen chronischen Rückenschmerzen

Modul: Sozialwissenschaftliche Grundlagen rehabilitativer Praxis

Autor: Lara Ehrlichmann

Abgabetermin: 31.03.19

Inhaltsverzeichnis

1. Einleitung

Chronische Rückenschmerzen sind ein Thema, das heutzutage immer mehr in den Vordergrund rückt. Immer mehr Menschen arbeiten täglich mehrere Stunden am Schreibtisch, verbringen ihren Alltag im Sitzen oder erledigen kurze Wege mit dem Auto. Trotz das man merkt das zur Zeit gerade bei jungen Erwachsenen sich zunehmend ein achtsameres Gesundheitsbewusstsein entwickelt, hin zu gesunder Ernährung und viel Bewegung im Alltag, steigt dennoch die Produktion von und das Interesse an Technik die uns den Alltag „erleichtert". Ein Beispiel: Ende 2014 wurde von einer sehr bekannten Versandfirma das Produkt Alexa herausgebracht – Sie ermöglicht den Menschen nicht nur einen einfacheren Zugang zu Google Ergebnissen, Nachrichtenmeldungen und Musik per Sprachsteuerung, sondern vor allem ermöglicht sie dass wir nicht mehr von dem Sofa aufstehen müssen um Beispielsweise Musik anzumachen oder das Licht ein und auszuschalten. Ob uns und unserem Körper solche Geräte guttun, ist fraglich. Das viele Sitzen, der Handykonsum, Online-Shopping und viele weitere Gegebenheiten, unter denen meine Generation aufwächst, verstärken immer mehr eine schlechte und ungesunde Haltung und somit entstehen immer mehr Rückenschmerzen auch unter jüngeren „Patienten"[1]. Zusätzlich dazu bestehen natürlich viele weitere Ursachen für chronische Rückenschmerzen, wie zum Beispiel Skoliose. Diese wohl eher weniger bekannte Erkrankung, ihre Formen, Symptome sowie Behandlungsmöglichkeiten sollen in dieser Hausarbeit erläutert werden. Besonderes Augenmerk wird auf der Rehabilitation der Skoliose und der Behandlung des Hauptsymptoms -den chronischen Rückenschmerzen- liegen, da die Skoliose von den meisten Ärzten als nicht heilbar bezeichnet wird. Gerade in dem Bereich Rehabilitationspsychologie halte ich die rehabilitative Betreuung sowohl auf seelischer als auch körperlicher Ebene von Patienten mit chronischen Rückenschmerzen für sehr wichtig.

---

[1] In der gesamten Hausarbeit wird zur Erleichterung des Lesefluss die korrekte Genderform weggelassen, mit Patienten sind selbstverständlich auch Patientinnen gemeint.

2. Einführung in das Thema

2.1 Rehabilitation

Das Ziel der Rehabilitation ist es, Menschen in die Lage zu versetzen, trotz Beeinträchtigungen durch chronische Erkrankungen und ihren Folgen, die Aufgaben im Beruf und in der Schule, sowie die Rollen in Familie und Gesellschaft weiterhin erfüllen zu können. In Deutschland existiert ein breites Spektrum von Rehabilitationsleistungen. Die zu unterscheidenden Formen sind: Medizinische Rehabilitation, berufliche Rehabilitation (Leistungen zur Teilhabe am Arbeitsleben) und soziale Rehabilitation (Leistungen zur Teilhabe am Leben in der Gemeinschaft). Die medizinische Rehabilitation ergänzt die Krankenbehandlung und erfolgt in ambulanten oder stationären Einrichtungen. Dort arbeitet ein Reha-Team, bestehend u. a. aus Ärzten, Psychologen, Physio-, Ergo- und Sporttherapeuten, Sozialarbeitern, Diätberatern. Zur medizinischen Rehabilitation gehören zum Bsp. Physiotherapie, Patientenschulung, psychosoziale oder krankheitsbezogene Gruppenarbeit, Ergotherapie, psychologische und psychotherapeutische Interventionen, physikalische Therapie (z. B. Wechselbäder) und Ernährungsberatung (Buschmann-Steinhage und Widera, 2016). Vor allem bei Krankheitsbildern wie Skoliose sollten therapeutische Maßnahmen möglichst früh eingesetzt werden. Durch ein frühzeitiges Einsetzen rehabilitativer Therapiemaßnahmen ist eine nachhaltige Wirksamkeit zu erwarten, so dass Kindern und Jugendlichen mit chronischen Erkrankungen ein ununterbrochener Besuch von Kindergarten und Schule und darüber hinaus eine ungestörte Teilhabe am späteren beruflichen Leben ermöglicht werden kann (Widera, 2011).

2.2 Chronischer Rückenschmerz

In der Literatur lassen sich verschiedene Definitionen zur Abgrenzung von akuten und chronischen Schmerzen finden. Gängig ist die Klassifikation, dass man bei einer Schmerzdauer von über drei Monaten, welche sich nicht durch kausale Therapien behandeln lassen, von chronischen Schmerzen spricht (Reisch, 2009). Nach Dannenmaier (2018) werden Rückenschmerzen mit einer Dauer von sechs bis zwölf Wochen als subakut und Rückenschmerzen, die mehr als zwölf Wochen andauern, als chronisch bezeichnet. Laut Kröner-Herwig wird ausschließlich „eine biopsychosoziale Betrachtung der Multidimensionalität dieser Störung in ihrem Erscheinungsbild und der Vielzahl der sie beeinflussenden Faktoren gerecht (…). Dies bedeutet gleichzeitig, dass die Behandlung prinzipiell als multidisziplinäre Aufgabe mit der Zielsetzung der Verbesserung von körperlichen Funktionen und Strukturen, der Stärkung der Handlungsmöglichkeiten und Förderung der sozialen Partizipation des Patienten gesehen werden muss." Der chronische Rückenschmerz

5

ist, mit elf Prozent der Bevölkerung, die häufigste Schmerzbeschwerde im Erwachsenenalter (Kröner-Herwig, 2016). Ursachen für chronische Rückenschmerzen können zum Beispiel psychische Krankheiten, Arthrose, Skoliose, Rheuma, ein Bandscheibenvorfall, ein schiefes Becken oder länger andauernder Bewegungsmangel sowie Fehlhaltungen sein. Die Ursachen werden in allen verwendeten Büchern und Texten als multifaktoriell und schwer benennbar beschrieben. Die Lebenszeitprävalenz für Rückenschmerz liegt in Deutschland zwischen 74 und 85%. Bei 24 bis 30% der Betroffenen chronifizieren die Rückenschmerzen. Die Mehrzahl der Rückenschmerzpatienten (80-90 %) leidet an nichtspezifischen Rückenschmerzen. Die Prävalenz ist sowohl bei Frauen (rund 66 %) als auch bei einem geringeren sozioökonomischen Status höher als bei Männern bzw. bei Menschen mit hohem sozioökonomischem Status (Dannenmaier, 2018). Der Abbildung 1 ist zu entnehmen das der Anteil der von Rückenschmerzen betroffenen, in der deutschen Bevölkerung, im Vergleich von 2003 zu 2009 angestiegen ist. Insgesamt ist zu erkennen das in jeder Altersgruppe (18 – 70+) mindestens 10 Prozent der Bevölkerung an Rückenschmerzen leiden.

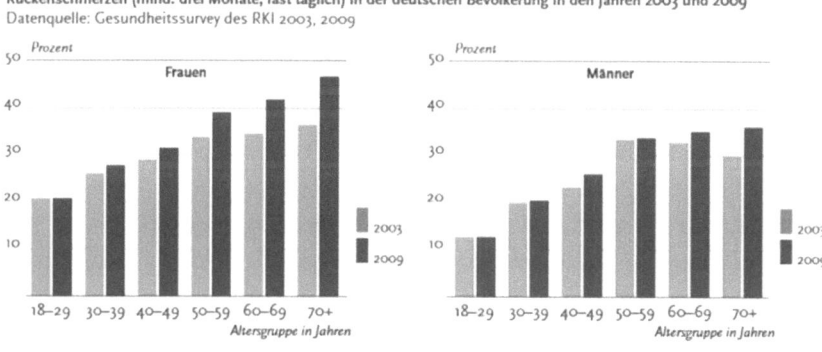

Abbildung 1 (RKI, 2012)

Des Weiteren ist der Gesundheitsberichterstattung des RKI zu entnehmen, dass laut der Umfrage von 2003 rund drei Prozent der Bevölkerung eine akutstationäre Behandlung innerhalb der letzten 12 Monate, aufgrund von Rückenschmerzen, in Anspruch genommen haben und mindestens 5 % gaben an, einmal (oder häufiger) in ihrem Leben an einer Rehabilitationsmaßnahme wegen Rückenschmerzen teilgenommen zu haben (Abbildung 2).

Inanspruchnahme ambulanter und stationärer ärztlicher Versorgung und Teilnahme an Rehabilitationsmaßnahmen
aufgrund von Rückenschmerzen
Quelle: Telefonischer Gesundheitssurvey 2003 [68]

	Bevölkerungsprävalenz			Anteile derjenigen mit Rückenschmerzen in den vorangegangenen 12 Monaten		
	Frauen	Männer	Gesamt	Frauen	Männer	Gesamt
Rückenschmerzen in den letzten 12 Monaten	65,8 %	57,4 %	61,8 %			
Arztbesuch wegen Rückenschmerzen*	28,6 %	22,5 %	25,7 %	43,5 %	39,1 %	41,5 %
Ambulant*	27,8 %	21,7 %	24,8 %	42,2 %	37,7 %	40,2 %
Stationär*	2,4 %	3,1 %	2,8 %	3,7 %	5,4 %	4,5 %
Reha (inkl. AHB) wegen Rückenschmerzen**	4,8 %	5,4 %	5,1 %	7,2 %	9,4 %	8,2 %

* in den letzten 12 Monaten; **jemals
AHB: Anschlussheilbehandlung

Abbildung 2 (RKI, 2012)

Bei Personen mit Rückenschmerzen in den vorangegangenen 12 Monaten lagen die Anteile bei 40 % für Arztbesuche, 5 % für Krankenhausaufenthalte und 8 % für eine Rehabilitation. Da die Häufigkeit von Rehabilitationsleistungen vergleichsweise gering ausfällt, bezieht sich das RKI an dieser Stelle zusätzlich auf die Daten einer unveröffentlichten Studie, bei welcher die Rückenschmerzen in verschiedene Schweregrade differenziert wurden. Hier berichteten rund zwei Drittel, von schwer betroffenen Versicherten einer Gesetzlichen Rentenversicherung, von einer früheren stationären Rehabilitation wegen ihres Rückenleidens.

In Deutschland wurden im Jahr 2010 mehr als 579.000 Fälle mit Krankheiten der Wirbelsäule und des Rückens, darunter auch Skoliose, stationär behandelt. Im Bereich der stationären medizinischen Rehabilitation wurden für die Gruppe der Rückenleiden (ICD-10-GM: M40 – M54) 179.259 stationäre und sonstige Leistungen registriert. Speziell auf Skoliose bezogen waren es rund 5300 stationäre Behandlungsfälle und darunter ca. 50 % Operationen (RKI, 2012).

2.2.1 Auswirkungen von chronischen Rückenschmerzen

Zu den Folgen von chronischen Rückenschmerzen zählt neben einer eingeschränkten subjektiven Gesundheit und einer dauerhaften seelischen und physischen Belastung, auch eine verminderte Leistungsfähigkeit in Beruf und Freizeit. Dadurch kommt es vermehrt zu Arbeitsausfällen und einer damit verbunden geringeren Arbeitsproduktivität. In der Rangliste der zehn Erkrankungen mit den längsten Arbeitsunfähigkeitszeiten liegen die Rückenschmerzen im Jahr 2010 auf dem ersten Rang (RKI, 2012).

Neben der Belastung der Betroffenen sind Rückenschmerzen allerdings auch eine relevante Belastung für die Gesellschaft. Die Krankheitskosten für Rückenschmerzen in Deutschland befinden sich jährlich im Milliardenbereich.

Die direkten Kosten umfassen die Kosten der Arzneimittel, sowie der ambulanten und stationären Behandlung von Patienten mit chronischen Rückenschmerzen. Die Ausgaben für stationäre Leistungen bei der Behandlung von Rückenerkrankungen betrugen zum Bsp. 1999 bereits 2,5 Milliarden DM. Im Zusammenhang mit Dorsopathien[2] wurden im Jahr 1999 rund 107.390 Männer und 83.000 Frauen einer stationären Rehabilitation unterzogen; bei rund 13.000 Frauen und 18.000 Männern wurden Anschlussheilbehandlungen durchgeführt (RKI, 2002). Im Jahr 2008 beliefen sich die Krankheitskosten für Rückenleiden (ICD-10-GM: M45 – M54) auf ca., 9 Milliarden Euro (RKI, 2012).

2.2.2 Behandlung bei chronischen Rückenschmerzen

In der aktualisierten Version der nationalen Leitlinie zur Behandlung von Rückenschmerzen werden Bewegungstherapie, Entspannungsverfahren, Verhaltenstherapie und Edukation empfohlen. Eine Verordnung von Rehabilitationssport und Funktionstraining sollte geprüft werden. Bei chronischen Rückenschmerzen empfehlen die Experten ein multimodales Assessment durchzuführen. Dies kann auf verschiedene Weisen (z.B. Austausch mit Fachärzten) erfolgen. Im Bereich des chronischen Rückenschmerzes wird in der Regel EMG-Biofeedback zur Reduzierung der Muskelspannung bzw. des Erwerbs von Kontrolle über diese Funktion trainiert (Birgit Kröner-Herwig, 2016).

Falls intensive, evidenzbasierte Therapieverfahren keine ausreichende Wirkung zeigten, sollte eine multimodale Therapie in Erwägung gezogen werden. Dies kann eine multimodale Schmerztherapie im kurativen Versorgungsbereich oder eine multimodale Behandlung in der rehabilitativen Versorgung sein (Dannenmaier, 2018). Die multimodale Therapie im rehabilitativen Versorgungsbereich richtet sich zum Teil an erkrankte Berufstätige mit dem Ziel der Wiederherstellung und Aufrechterhaltung der Erwerbsfähigkeit, sowie an chronisch kranke Patienten ohne Erwerbsbezug mit dem Ziel der Erhaltung der Selbstversorgungsfähigkeit, Teilhabe und Vorbeugung von Pflege-bedürftigkeit.

Die Voraussetzungen für die Indikation rehabilitativer Behandlung sind:

• Rehabilitationsfähigkeit und Motivation muss gegeben sein;

---

[2] „Dorsopathie – eine allgemeine Bezeichnung für Probleme mit dem Rücken. Es handelt sich um die Erkrankungen wie Skoliose, vergrößerte Kyphose oder Lordose sind (…). Sie werden von Schmerzen und schlechter Beweglichkeit begleitet." Quelle: http://de.symptomed.com/krankheiten/dorsopathie

• erkrankungsbedingte Beeinträchtigung der Aktivität und Teilhabe;

• erhebliche Gefährdung der Erwerbsfähigkeit;

• bereits eingetretene Minderung der Erwerbsfähigkeit;

• drohende Pflegebedürftigkeit;

•behandlungsbedürftige Krankheitsfolgen und drohende oder eingetretene erkrankungsbedingte Behinderung.

Die Dauer einer rehabilitativen Maßnahme liegt im Durchschnitt bei drei Wochen mit der Möglichkeit der Verlängerung (AWMF, 2018). In einigen Arbeiten wird von einer Fehl-, Über- und Unterversorgung bei Rückenschmerzen berichtet. In Bezug auf die chronischen Rückenschmerzen kommt es zum Teil zu einer Unterversorgung der Patienten mit medizinischer und beruflicher Rehabilitation (Dannenmaier, 2018).

In ihrer Arbeit über funktionsorientierte Rehabilitation bei Patienten mit chronischen Rückenschmerzen beschreibt Reisch den positiven Effekt von funktionsorientierter Rehabilitation bei Rückenschmerzen auf Grundlage von drei verschiedenen Studien. Die funktionsorientierte Rehabilitation reduziert die Anzahl der Krankheitstage und führt zu einer Erhöhung des Arbeitspensums. Im Vergleich von funktionsorientierter Reha und konventioneller schmerzzentrierter Therapie, sowie aktiver Physiotherapie gelangen Patienten schneller zurück an den Arbeitsplatz. Somit ist es sehr wichtig, mit den Patienten möglichst alltagsnah zu trainieren und ihnen dadurch den Wiedereinstieg in den Beruf zu erleichtern (Reisch, 2009).

3. Skoliose

Bei Skoliosen und auch bei Kyphosen handelt es sich um Fehlstellungen der Wirbelsäule (Deformitäten), die in der Regel mit Rückenschmerzen einhergehen. Bei den meisten Kyphosen ist nur eine Ebene von der Deformität betroffen, während bei den meisten Skoliosen eine dreidimensionale strukturelle Wirbelsäulendeformität, von meist verschiedenen Abschnitten, vorliegt (Correll, 2018). Durch das Fehlwachstum der anatomischen Strukturen, nimmt die Fehlstellung der Wirbelsäule bis zum Wachstumsabschluss zu und ist gegebenenfalls auch darüber hinaus progredient (Tingart, 2015). Bei der Skoliose ist die Wirbelsäule nicht nur zur Seite geneigt, sondern weist auch eine Rotation der Wirbelkörper bei gleichzeitiger axialer Verdrehung des Schultergürtels zum Becken hin auf, die trotz aller heutigen zur Verfügung stehenden Therapiemaßnahmen nicht mehr vollständig aufgerichtet werden kann. Hat die Entwicklung der Wirbelsäulenkrümmung erst einmal angefangen, geht diese unbehandelt immer weiter. Gerade im Erwachsenenalter kommen viele Nebenwirkungen, wie Einschränkungen im Alltag durch die Schmerzen und Schwierigkeiten beim Atmen, hinzu. Dann ist eine ursächliche Therapie kaum mehr möglich (DSN, 2014). Skoliosen und Kyphosen können zahlreiche unterschiedliche Ursachen haben. Die Ätiologie ist bis heute unbekannt. Eine multifaktorielle Ursache wird angenommen (Correll, 2018). Es wird vermutet, dass hormonelle, nervliche oder muskuläre Störungen die Auslöser sein können. Auch eine erbliche Veranlagung wird in der Literatur diskutiert. Meist bildet sich die Skoliose in Zeiträumen von starkem Wachstum. Je früher also eine Skoliose erkannt wird, desto aussichtsreicher ist die Behandlung. Was sich im Erwachsenenalter als bleibendes und komplexes Problem darstellt, lässt sich bei Heranwachsenden noch vielfach korrigieren. Zudem ist der Krankheitsverlauf umso leichter, je später die Skoliose beginnt. (DSN, 2014). Skoliosen gehören zu den häufigsten Deformitäten der Wirbelsäule. Die Angaben zur Häufigkeit der Skoliose schwanken sehr stark und liegen zwischen einem und mehr als 13 Prozent. Mädchen sind dabei deutlich häufiger betroffen als Jungen. Laut dem deutschen Skoliose Netzwerk leiden etwa 3-5 % der Bevölkerung an Skoliose, vom geringsten bis zum schwesten Grad (DSN, 2014). Laut dem Text von Tingart et al. beträgt die Prävalenz der Skoliose im Wachstumsalter weltweit ca. 2–3 %. Der überwiegende Anteil davon tritt in der Adoleszenz auf (Tingart 2015). Repräsentative Studien zur Verbreitung chronischer Erkrankungen in Deutschland im Kindes- und Jugendalter wurden erstmals im Rahmen eines bundesweiten Kinder- und Jugendgesundheitssurveys (KiGGS) von 2003 bis 2006 bei über 17 000 Kindern im Alter von 0–17 Jahren durchgeführt. Fast 23% der untersuchten Kinder hatten eine allergisch bedingte Erkrankung. Die Wirbelsäulenverkrümmung (Skoliose) wird mit einer Gesamthäufigkeit von 5% angegeben (Widera 2011).

3.1 Formen der Skoliose

Jede Art der Skoliose hat ihre Eigenart und unterscheidet sich zum Teil erheblich in Bezug auf Symptomatik, Verlauf, Prognose, Diagnostik und Behandlung. Die Einteilung in verschiedene Typen kann wie folgt aussehen:

Idiopathische Skoliose: Hier ist die Ursache nicht abschließend geklärt. Genetische Faktoren spielen eine Rolle, vor allem Mädchen und Frauen sind betroffen. Die Patienten mit idiopathischer Skoliose sind meist, mit Ausnahme der Skoliose, gesund. In etwa neun von zehn Fällen handelt es sich um eine sogenannte idiopathische Skoliose im Kindes- und Jugendalter. Diese entsteht vor allem dann, wenn die Wirbelsäule stark wächst (Schulte,

2019). Im Säuglings- und Kleinkindalter findet man die idiopathische selten. Allerdings besteht bei Schulkindern bis zum 16. Lebensjahr bereits eine Prävalenz von 1–2 % (Willner, 1982). Bei Erwachsenen jenseits des 25. Lebensjahres steigt die Prävalenz auf über 8 % und beträgt bis zu 68 % bei 60- bis 90-Jährigen (Carter, 1987; Schwab, 2005). Die Idiopathische Skoliose lässt sich anhand des Alters der Betroffenen unterscheiden. Hier findet man in der Literatur die Einteilung in die infantile Skoliose (0–2 Jahre) 0,5%, die juvenile Skoliose (3–10 Jahre) 10,5% und die Adoleszentenskoliose (oberhalb des 10. Lebensjahres) 89% (Multerer & Döderlein, 2009). Ab dem 18. Lebensjahr spricht man auch von der adulten Skoliose. Bei der infantilen Skoliose sind Jungen 2- bis 3-mal häufiger betroffen. Hierbei lässt sich eine Spontanheilung relativ oft feststellen. Dennoch ist es besonders wichtig, die seltenen Formen mit Progredienz-Neigung frühzeitig festzustellen. Die juvenile idiopathische Skoliose betrifft in den jüngeren Gruppen Jungen und Mädchen gleichmäßig, ab 7 Jahren überwiegen aber die Mädchen. Spontane Remissionen kommen hier nur bei den geringeren Krümmungsgraden (bis etwa 25°) vor (Multerer & Döderlein, 2009). Je früher die Skoliose auftritt, desto schlechter ist die Prognose. Neben der thorakalen Lokalisation (Brustraum) kommen auch lumbale und S-förmige Krümmungen bei dieser Form der Skoliose vor (Matussek, 2016). Die Adoleszentenskoliose betrifft etwa 1% aller Jugendlichen. Hier sind überwiegend die Mädchen betroffen v. a. bei den stärkeren Skoliosegraden (Multerer & Döderlein, 2009).

Neuromuskuläre Skoliose: Als Grunderkrankung liegt eine häufig den gesamten Körper betreffende Muskel- und/oder Gehirn-/Rückenmark-/Nervenerkrankung vor, die dazu führt, dass das Zusammenspiel von Muskeln, Nervensystem und Skelettsystem nicht normal funktioniert und ein Fehlwachstum der Wirbelsäule erfolgt (Schulte, 2019).

Degenerative Skoliose: Diese Form entsteht meist erst im späten Erwachsenenalter durch asymmetrisch verlaufende Verschleißerscheinungen der Wirbelsäule. Dies führt dazu, dass es zu Verkippungen zwischen benachbarten Wirbeln kommt, die dann zur Skoliose führen (Schulte, 2019).

Congenitale Skoliose: Bei dieser Form der Skoliose liegen von Geburt an Fehlbildungen der Wirbelsäule vor, zum Beispiel asymmetrisch angelegte Wirbel oder zusätzliche Wirbel (Schulte, 2019).

3.2 Behandlungsmöglichkeiten

Die Skoliosetherapie lässt sich in konservative und operative Verfahren unterteilen. Die konservativen Behandlungen untergliedern sich in physiotherapeutische, medikamentöse, physikalische und orthopädietechnische Bereiche. Hierbei haben die Methoden der Physiotherapie die Verbesserung einer eingeschränkten Gelenkbeweglichkeit, von Muskelkraft und muskulärer Koordination und Stabilisation zum Ziel (Corell, 2018).

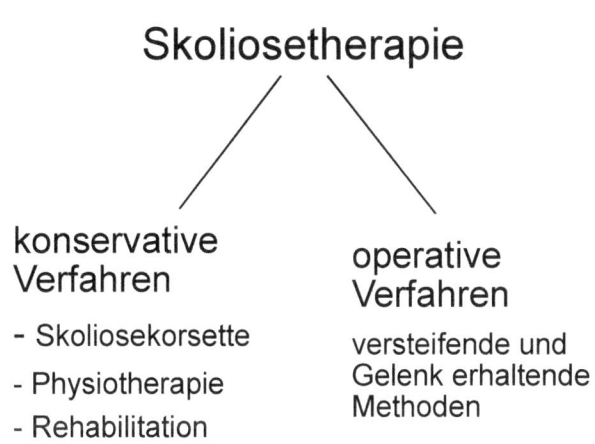

Zur Korrektur fixierter Wirbelsäulendeformitäten oder Gelenkinstabilitäten, zur Rekonstruktion pathologischer Skelettbefunde oder zur Wachstumslenkung müssen Operationen durchgeführt werden. Jede Spondylodese (versteifende Operation) muss die Auswirkungen auf die Thoraxfunktion und die intakten Nachbarregionen bedenken (Corell, 2018). Ähnlich anderen Deformitäten des Skelettsystems im Wachstumsalter ist bei der Skoliose die frühzeitige Einleitung einer meist mehrdimensionalen Therapie notwendig, um ein Fortschreiten zu stoppen bzw. abzumildern. Je stärker die primäre Ausprägung der Deformation ist, desto geringer sind die Einflussmöglichkeiten durch konservative Therapien. Ziel jeder Skoliosetherapie im Wachstumsalter ist, die Wirbelsäule balanciert zu halten und negative sekundäre Auswirkungen auf die Atem-, die Sitz-, die Steh- und die Gehfunktion zu vermeiden oder zu verringern. Der ständig drohenden Verschlechterung der Skoliose sollte durch regelmäßige Kontrollen entgegengewirkt werden (Multerer & Döderlein, 2009). Bereits bei geringgradigen Skoliosen kann bzw. sollte mit Physiotherapie und rumpfstabilisierenden Übungen begonnen werden. Die bekannteste und wahrscheinlich geeignetste Form der skoliosespezifischen Physiotherapie ist die Schroth-Therapie. Sie wurde vor knapp 100 Jahren von Katharina Schroth und ihrer Tochter entwickelt.

3.2.1 Konservative Therapie der Skoliose

Das Hauptziel der konservativen Behandlung ist die Prävention bzw. die Verzögerung der drohenden Verschlimmerung der Skoliose. Alle progredienten Skoliosen bringen das Risiko der Entwicklung einer Thoraxinsuffizienz mit. Das bedeutet, dass die Lungenentwicklung nicht adäquat verläuft, da der Thorax durch die Wirbelsäulendeformation eingeengt wird. Zu beachten ist außerdem, dass je stärker die Krümmung der Wirbelsäule ist, desto geringer ist die Einflussnahme durch konservative Maßnahmen. Ab einer Krümmung von etwa 45° ist eine konservative Beeinflussung kaum mehr möglich. Die wichtigste und grundlegendste Behandlung von Skoliose und den Rückenschmerzen ist die Physiotherapie. Überschreitet die Deformität ein gewisses Maß und befindet sich der Patient noch im Wachstum, ist zusätzlich zu Physiotherapie eine regelmäßige Korsett-Therapie sinnvoll. Die Korsetttechnik zeichnet sich durch eine Vielzahl von Modifikationen aus. Rumpforthesen bzw. Skoliosekorsette sind bei der idiopathischen Skoliose dann angezeigt, wenn die Krümmung über 25° beträgt bzw. bei einer Progredienz von mindestens 5° in 6 Monaten und noch anstehendem Restwachstum (Multerer & Döderlein, 2009). Eine Korsettbehandlung dient der Wachstumslenkung und Korrektur der Wirbelsäule mithilfe von Orthesen. Das Korsett muss regelmäßig getragen werden, was von der Compliance des Patienten abhängt (Seifert 2016). Nach Beendigung des Wachstums sind bei der idiopathischen Skoliose Orthesen nur noch in Ausnahmefällen sinnvoll (z. B. bei Schmerzen). Jede Verordnung eines Korsetts muss mit einer speziellen Physiotherapie kombiniert werden. Als Minimalanforderung an ein wirksames Korsett wird eine Korrektur auf 30–50% der Ausgangsdeformität bzw. eine Verbesserung des Krümmungswinkels um 5° erachtet. Die Krankengymnastik hat einen komplementären, aber wie bereits erwähnt einen dennoch sehr wichtigen Anteil an der Therapie (Multerer & Döderlein, 2009).

Hierbei liegen die Ziele krankengymnastischer Übungen in:

- einer Verbesserung der Haltung,
- einer Unterstützung der Korrekturwirkung des Korsettes
- einer Verbesserung der Atemfunktion (Vitalkapazität),
- einer Stärkung der Rücken- und Bauchmuskulatur,
- einer Verbesserung von Kontrakturen der Wirbelsäule und der Beinmuskeln sowie
- einem Erlernen von Alltagsfunktionen mit der Orthese.

In der Literatur wird die Wirksamkeit der konservativen Behandlung von Skoliose nicht einheitlich bewertet. Durch die verspannten Muskeln haben die betroffen zwar oft täglich Schmerzen, aber dennoch wird in der Literatur deutlich, dass die Skoliose an sich in der Regel keine derart Auswirkungen hat, die eine sofortige Operation grundsätzlich rechtfertigen würden. Im Bereich der konservativen Therapie hat sich, neben der Korsettversorgung, auch die ambulante Physiotherapie und die stationäre Intensivrehabilitation (SIR) bewährt, welche im Kapitel 3.2.3 näher beleuchtet wird (Weiß, 2003b).

3.2.2 Operation bei Skoliose

Die operative Behandlung einer Skoliose ist dann angebracht, wenn die konservativen Möglichkeiten ausgeschöpft sind, d. h. die Skoliose sich nicht oder nicht mehr durch Rumpforthesen beeinflussen lässt und wenn sekundäre Probleme wie Schmerzen, Probleme beim Sitzen oder sogar Lungenprobleme auftreten. Ungefährer Anhaltspunkt für die Indikation einer Skoliose-Operation ist ein Krümmungsausmaß von 40–50° (Cobb-Winkel). Versteifende Operationen sollen eine dauerhafte, möglichst optimale Korrektur der Deformität und der Schulterasymmetrie herbeiführen. Die operative Behandlung der Skoliose wurde durch die Einführung stabiler Instrumentations- und Osteosyntheseverfahren, die die Wirbelsäule stabil korrigieren, revolutioniert (Multerer & Döderlein, 2009). Die operativ behandelten Strukturen sind Weichteile (Muskeln, Sehnen) und Knochen. Das Wirkungsprofil der einzelnen Operationen ist grundlegend verschieden, daher werden sie oft kombiniert. Muskel- und Sehneneingriffe haben die Verbesserung der Gelenkbeweglichkeit und die Muskelkraft, knöcherne Korrekturen die Beseitigung von Fehlstellungen in drei Ebenen sowie Verkürzung oder Verlängerung zum Ziel (Corell 2018). Die Indikationsstellung zur operativen Korrektur einer idiopathischen Skoliose hat vor allem beim heranwachsenden Jugendlichen das Ziel, eine aktuelle und zukünftige Verschlechterung aufzuhalten und die Wirbelsäule zu begradigen (Seifert, 2016). Bei progredienten Fehlbildungsskoliosen kann eine Operation schon im frühen Kindesalter notwendig sein. In den letzten Jahren wurden neue, nichtversteifende Operationstechniken eingeführt. Sie sind besonders bei stärkeren infantilen Skoliosen angezeigt. Damit sollen die negativen Auswirkungen einer frühen Versteifung auf das Rumpf- und Thoraxwachstum gemieden und der Zeitpunkt für eine endgültige Versteifung der Wirbelsäule aufgeschoben werden (Multerer & Döderlein, 2009). Zusätzlich zu den medizinischen Indikationen und den chronischen Rückenschmerzen, kann die Skoliose auch zu einer veränderten Körperwahrnehmung und einer seelischen Belastung führen. Die Einschränkungen des Erwachsenen, durch die in der Kindheit und Jugend durchgemachte Erkrankung Skoliose, sind sehr variabel und die individuelle Situation durch Studien nicht leicht zu erfassen. Die behandelnden Ärzte sollten immer das Gesamtbild des Individuums im Auge haben und die seelischen sowie körperlichen Folgen der Skoliose bedenken. Des Weiteren sollten immer auch die Nebenwirkungen einer Operation bedacht und eine Entscheidung für oder gegen einen solchen Eingriff sorgsam abgewogen werden (Seifert 2016).

Nach der Operation kommt meist für einige Monate ein stabilisierendes Korsett zum Einsatz, mit dem der Patient nach wenigen Tagen mobilisiert werden kann (Multerer & Döderlein, 2009).

3.2.3 Rehabilitation bei Skoliose

Der Rehabilitationsantrag wird in der Regel von dem behandelnden Arzt gestellt und ausgefüllt. Diese Unterlagen werden dann bei dem Rentenversicherungsträger oder der Krankenkasse zur Prüfung und Genehmigung eingereicht. Laut dem Informationssystem der Gesundheitsberichterstattung des Bundes wurden 2015 1901 (vgl. Abbildung 3) abgeschlossene stationäre Leistungen zur medizinischen Rehabilitation in der GRV mit der Diagnose M41 Skoliose abgeschlossen. Im Verlauf von 2000 bis 2015 ist die Zahl bis auf weniger als die Hälfte gesunken, was vermutlich an der steigenden Zahl an Operationen bei Skoliose liegt. Des Weiteren werden heute auch vermehrt ambulante Physiotherapien verschrieben. Zudem bestehen auch einige Ausschlusskriterien für eine Rehabilitation. Zum Bsp. bedürfen Patienten mit neuromuskulären Skoliosen in der Regel einer frühzeitigen Operation. Sie können selten in den Gruppenprozess der Rehabilitation integriert werden, weil die hierfür erforderliche aktive Haltungskorrektur bei diesen Patienten nicht möglich ist. Selbiges gilt für die Aufnahme von Patienten mit Demenz, Blindheit sowie rollstuhlpflichtige Patienten (AWMF, 2012).

1. Diagnose (ICD-10)	Jahr (absteigend)								
	2000 Info	2005	2010	2011	2012	2013	2014	2015	2016
M41 Skoliose	3.089	2.016	2.003	1.899	1.980	1.980	1.951	1.901	-

Die Tabelle wurde am 13.03.2019 15:25 Uhr unter www.gbe-bund.de erstellt.
(Siehe auch Informationen zu Datenquelle(n)/Ansprechpartner, Anmerkung(en), Aktualität der Daten, Links auf andere Fundstellen.)

Abbildung 3 (Abgeschlossene stationäre Leistungen zur medizinischen Rehabilitation und sonstige Leistungen zur Teilhabe für Erwachsene in der GRV, beide Geschlechter, alle Wohnorte, Diagnose nach ICD-10)

Die Rehabilitationsträger der Bundesrepublik Deutschland sind nach § 10 SGB I aufgrund der vorliegenden Rehabedürftigket bei Skoliose verpflichtet, ihren gesetzlichen Auftrag zu erfüllen. Nach dem Krankheitsfolgemodell der WHO müssen Krankheitsfolgen auf organischer, personenbezogener und gesellschaftlicher Ebene betrachtet werden. Es wird somit in der

Rehabilitation ein umfassender Anspruch verfolgt, welcher die Förderung der sozialen Integrationsfähigkeit des Rehabilitanden sowie das Erlernen eines angemessenen Umgangs mit der Erkrankung zum Ziel hat. Ziele der Rehabilitation von Patienten mit Wirbelsäulen-Deformitäten können sein, die Selbstbestimmung und gleichberechtigte Teilhabe am Leben in Schule, Alltag und Beruf zu ermöglichen, Benachteiligungen durch die Behinderungen zu vermeiden oder Ihnen entgegenzuwirken, Wiederherstellung der Leistungsfähigkeit, Prävention von Sekundärprozessen, Integration bzw. Reintegration in Beruf, Schule, Ausbildungsprozess, Familie und Gesellschaft und die Verbesserung der Lebensqualität. Speziell bei Kindern und Jugendlichen muss sich Rehabilitation auf die Förderung einer angemessenen Krankheitsbewältigung, die Prävention von möglichen Entwicklungsrisiken und sekundärer Krankheitsrisiken konzentrieren.

Das Weiteren wird in der Literatur beschrieben, dass in der Rehabilitation des Patienten das soziale Umfeld mitberücksichtigt werden muss. Es ist wichtig die (psychologischen) Bereiche, Schmerzbewältigung und Skoliosebewältigung, gemeinsam zu bearbeiten. Ein wichtiges Behandlungsziel ist hier, eine dauerhafte Verhaltensänderung zu erlernen, die es ermöglicht unerwünschtes und die Krümmung förderndes Verhalten im Alltag zu vermeiden oder auch motorische Bewegungsmuster so zu verändern, dass Schmerzen vermieden werden können. Wird die Verhaltensänderung erreicht, können auch sekundäre Rehabilitationsziele in Angriff genommen werden, wie die Prävention einer weiteren Krümmungszunahme, Complianceförderung oder das Erlernen von Copingstrategien (AWMF, 2012).

Laut den AWMF Leitlinien der Orthopädischen Rehabilitation stehen in der Kinderrehabilitation neben kurativen vor allem präventive Ziele im Vordergrund, da für Kinder und Jugendliche mit Skoliose viele Krankheitsfolgen noch nicht absehbar, sondern erst Jahre nach der Manifestation auftreten. In der Erwachsenenrehabilitation steht der kurative Aspekt mehr im Vordergrund. Dies zeigt sich u. a. auch in den Reha-Erwartungen: Für die erwachsenen Patienten über 21 Jahre war, laut einer Studie von Freidel et al. die Reduktion der Rückenschmerzen das wichtigste Reha-Ziel. Die Kernpunkte, die eine Rehabilitation bei Wirbelsäulendeformationen beinhalten sollte, sind zum einen die krankengymnastische Behandlung im Sinne einer deformitätsspezifischen Rückenschule, die Schulung der Patienten und deren Begleitpersonen im Umgang mit der chronischen Erkrankung und Unterstützung des erkrankten Kindes auch beim täglichen Übungsprogramm zu Hause und eine Korsettversorgung und Gebrauchsschulung bei ungünstiger Prognose im Wachstumsalter. Zum anderen auch die emotionale Auseinandersetzung mit der Deformität welche bereits durch gruppendynamische Prozesse während des gemeinsamen Übens eingeleitet wird, sowie Förderung des Erfahrungsaustausches unter gleichartig Betroffenen. Rehabiliationsinhalte die den Umgang mit dem Schmerzerleben fördern, können folgende Angebote sein: Entspannungsverfahren, die psychologische Schmerzgruppe, physiotherapeutische Einzelmaßnahmen, Akupunktur, Chirotherapie und medikamentöse Therapie. Für die operierten Skoliosepatienten ist das Erlernen des neuen Bewegungsmusters mit einer teilversteiften Wirbelsäule wichtig. Die Rehabilitation nach einer Operation soll ca. 6 Monate nach dem Eingriff (nach Konsolidierung der Spondylodese) erfolgen (AWMF 2012).

Die Patienten können sowohl ambulant als auch stationär rehabilitiert werden. Im Folgenden werden die beiden Bereiche näher erläutert und Skoliose-spezifische Reha-Konzepte vorgestellt.

1. Ambulante Rehabilitation

Nach dem aktuellen Kenntnisstand ist für eine gering ausgeprägte Skoliose ohne wesentliche sekundäre Funktionsstörung die ambulante Behandlung ausreichend. Für viele der von einer Skoliose oder Kyphose Betroffenen reichen ambulante Physiotherapie und / oder die spezifische Orthesenversorgung aus. Allerdings muss diese Behandlung auf jeden Fall von spezialisierten Orthopäden, zertifizierten Physiotherapeuten und Orthopädietechnikern durchgeführt und begleitet werden. In unkomplizierten Fällen kann somit auf mehrwöchige stationäre Aufenthalte verzichtet werden. Zusätzlich kann eine, wenige Tage andauernde, Kurzrehabilitation erfolgen (AWMF 2012).

2. Kurzrehabilitation

Die Kurzrehabilitation soll vor allem die Krankheitsbewältigung und die Compliance fördern, ohne die bei Kindern und Adoleszenten in der mehrwöchigen stationären Rehabilitation bestehende Gefahr des schulischen Versagens. Zur Patientenschulung reicht laut den Leitlinien i.d.R. eine 3[3] bis 5-tägige Intensivbehandlung in der Kleingruppe aus.

3. Stationäre Rehabilitation

Die stationäre Skolioserehabilitation kann als indiziert gelten, wenn neben der Wirbelsäulendeformität schwerwiegendere Gesundheitsstörungen bestehen, wie zum Beispiel chronifizierter Schmerz oder Lungenfunktionsstörungen. Für Patienten mit Wirbelsäulendeformitäten und chronifizierten Schmerzsyndromen ist die Strukturqualität einer normalen orthopädischen Rehabilitationseinrichtung meist ausreichend, eine spezialisierte

---

[3] Aufbau und Inhalt des 3-tages Intensivkonzeptes können beim Erstautor (hr.weiss@skoliose-drweiss.com) angefordert werden

Klinik empfiehlt sich u. a. für Patienten mit begleitenden schweren Lungenfunktionsstörungen (AWMF 2012).

Stationäre Intensivrehabilitation bei Kindern und Jugendlichen mit Skoliosen

Die stationäre Intensivrehabilitation (SIR) bei Kindern und Jugendlichen mit Skoliosen ruht auf den folgenden drei Grundpfeilern:

1. Krankengymnastische Intensivbehandlung im Sinne einer deformitätsspezifischen Rückenschule über 5–7 Stunden täglich in Behandlungsgruppen mit befundgleichen Teilnehmern. Hierbei ist das Ziel, das Haltungsempfinden der Patienten zu verbessern, sodass krümmungsförderndes Verhalten im Alltag auch in Belastungssituationen vermieden werden kann. 2. Schulung der Betroffenen und Unterstützung des erkrankten Kindes sowie die psychologisch geleitete Korsettgruppe und die psychologische Gruppe zur Krankheitsbewältigung. Und 3. die Korsettversorgung.

Zu Beginn der stationären Behandlung wird, im Zuge der physiotherapeutischen Befunderhebung, das funktionelle Krümmungsmuster bestimmt und die spezifische Übungsauswahl festgelegt. Danach erfolgt die Stabilisierungsphase in befundgerechten Übungsgruppen. Das bedeutet, dass Patienten gleichen Krümmungsmusters in der Gruppentherapie zusammengefasst werden. Beispielsweise während Partnerübungen kann so der Rücken der Partnerin oder des Partners auch als Anschauungsmaterial für den eigenen Rücken und dessen Reaktionsfähigkeit dienen. Es entsteht somit neben den Spiegelkontrollen bei den betroffenen Patienten ein bildhafter Eindruck der Skoliose. Die Rückenschulung im Rahmen der stationären Intensivrehabilitation soll ein korrigiertes Haltungsgefühl bewirken, welches im Alltag krümmungsförderndes Verhalten weitgehend ausschließt. Die Patienten lernen sich bei den täglichen Aktivitäten entspannt und z.T. unterstützt zu setzen, zu stellen und zu legen, ohne ihre Krümmungen dadurch zu verstärken und diese „Alltagsruhehaltung" sogar zur Krümmungskorrektur einzusetzen. Die während der stationären Behandlung erlernten Aufgaben für das häusliche Übungsprogramm dienen dem Erhalt des neu erworbenen und veränderten Haltungsgefühls. Im Vordergrund steht hier die Hilfe zur Selbsthilfe. Das Selbstbehandlungsprogramm zu Hause sollte 5 bis 7-mal die Woche für 1/2 h durchgeführt werden, zumal es sich laut Weiß gezeigt hat, dass unregelmäßiges Üben (hierzu zählt auch der 2-malige Besuch einer Physiotherapeutin pro Woche ohne häusliches Übungsprogramm) sich ungünstiger auswirkt als wenn man vollständig auf eine Behandlung verzichtet (Weiß, 2003a).

Im folgenden Teil der Arbeit wird die stationäre Rehabilitation für Jugendliche und Erwachsene an dem Beispiel der Asklepios Katharina-Schroth-Klinik erläutert. Die Katharina-Schroth-Klinik gilt als eine der bekanntesten und renommiertesten Kliniken die Skoliose rehabilitativ behandeln. Die Physiotherapie nach Katharina Schroth kann sowohl stationär in Reha-Kliniken als auch ambulant in normalen Physiotherapiepraxen durchgeführt werden.

Stationäre Skoliose-Intensiv-Rehabilitation (SIR®) nach Katharina Schroth

Durch die ausgeprägte Spezialisierung der Asklepios Katharina-Schroth-Klinik auf Skoliosen und Kyphosen erhalten die Patienten mit Wirbelsäulenverkrümmungen ein auf ihre individuellen Bedürfnisse der Erkrankung ausgerichtetes intensives medizinisches, therapeutisches und pflegerisches Behandlungsprogramm. Die multimodale Therapie ist in dieser Art von Einrichtungen wahrscheinlich am besten umsetzbar. Das interdisziplinäres Behandlungsteam der Klinik hat sich auf die Behandlung von Wirbelsäulendeformationen spezialisiert. Ziel solcher Einrichtungen ist es eine möglichst starke Besserung der Krümmung zu erreichen allein durch konservative Maßnahmen. Dafür ist u. a. eine hohe Therapie- und Reizdichte notwendig. Patienten der Katharina Schroth Klinik verbringen täglich bis zu 6 Stunden mit der intensiven und umfassenden Behandlung ihrer Skoliose bzw. Kyphose, unter der Aufsicht und Hilfe des behandelnden Teams. Schwerpunkt der stationären Skoliose-Intensiv-Rehabilitation ist die Dreidimensionale Skoliosetherapie nach Katharina Schroth® mit ihren seit Jahrzehnten erprobten und weiterentwickelten Therapiestandards. Diese Behandlungsmethode spricht besonders das Haltungs- und Bewegungsempfinden der Betroffenen an. In der Klinik *soll das* Haltungsempfinden der Patienten nachhaltig verändert und stabilisiert und die Korrekturatmung, mithilfe derer das skoliotische Atemmuster korrigierend beeinflusst wird, geübt werden.

In der ersten Therapiewoche werden Kenntnisse des individuellen Krümmungsmusters und der anatomischen Abweichungen sowie ein individualisiertes Übungsprogramm vermittelt. In der Trainingsphase der folgenden Behandlungswochen sollen diese motorischen Haltungsprogramme kognitiv so gefestigt werden, dass sie im Alltag auch unter Belastungssituationen sicher zugänglich sind. Die Therapieangebote der Klinik umfassen Gruppen, Kleingruppen, Einzeltherapien sowie ein individuelles Funktionstraining mit therapeutischer Unterstützung. Die Gruppengrößen variieren in Abhängigkeit von Indikation und Schulungsinhalt zwischen 5 und 13 Patienten (Asklepios Kliniken GmbH & Co. KgaA, 2019).

Die Therapieziele:

> ➤ Korrektur der Wirbelsäule und Krümmungsaufrichtung
> ➤ Verhinderung eines Fortschreitens der Skoliose
> ➤ Korrektur der skoliotischen Körperhaltung
> ➤ Verbesserung der Lungenfunktion (Vitalkapazität)
> ➤ Verbesserung der Akzeptanz und Kosmetik

> ➢ Entwicklung von Selbstkompetenz und geeigneten Bewältigungsstrategien
> ➢ Entwicklung und Durchführung eines Hausaufgaben-Übungsprogramms
> ➢ Verbesserung der Bereitschaft unserer Patienten zur aktiven Mitwirkung an der Therapie bei Korsettindikation
> ➢ Schmerzreduktion
> ➢ Vermeidung eines operativen Eingriffs

Inhaltliche Schwerpunkte der Schroth-Therapie

- Skoliosespezifische Physiotherapie nach Katharina Schroth
- Befundspezifische Physiotherapie bei Haltungsstörungen
- Atemtherapie

Ergänzende Physiotherapeutische Maßnahmen

- Physiotherapeutische Einzeltherapie bei Funktionsstörungen und Schmerzen
- Befundspezifische Physiotherapie für Rehabilitanden nach Wirbelsäulenoperation (WS-OP), Instabilitäten der Wirbelsäule und sagittalen Haltungsstörungen als Kleingruppen und Einzeltherapie (Asklepios Kliniken GmbH & Co. KgaA, 2019)

3. Wirksamkeit und Nutzen der Rehabilitation bei Skoliose

Die Rehabilitation bei Skoliose soll vor allem eine Verschlimmerung der Krümmung verhindern und eine Operation vermeiden. Im vergangenen Kapitel wurden einige konservative Ansätze vorgestellt. Unklar ist allerdings noch inwieweit diese Ansätze auch wirksam und nützlich für die Verbesserung des Gesundheitszustandes der Patienten sind. Dem soll im Folgenden nachgegangen werden.

Die Mehrzahl der Skoliosen führt nicht zu Einschränkungen, welche ausschließlich operativ behandelt werden können. Aufgrund von Nebenwirkungen und im Nachhinein auftretenden Schmerzzuständen wird in mancher Literatur für Rehabilitation statt Operation plädiert. Nach Danielsson und anderen war der allgemeine Gesundheitszustand bei operativ behandelten Skoliosepatienten und korsettversorgten Skoliosepatienten im Vergleich zu einem Normalkollektiv deutlich herabgesetzt, bei den operierten Skoliosepatienten sogar hochsignifikant (AWMF 2012). Allerdings existieren verschiedene Meinungen über die

Wirksamkeit konservativer Skoliose-Behandlungen. Der Dreiklang aus ambulanter Physiotherapie, intensiver stationärer Rehabilitation und einem stützenden Korsett hat sich in der konservativen Skoliose-Behandlung in Mitteleuropa, laut dem Artikel von Weiß, bewährt. Die positiven Ergebnisse dieser Praxis bestätigen das die konservative Behandlung als Alternative zu Operationen gelten kann (Weiß, 2009). Laut den AWFM Leitlinien allerdings sind die heute durchgeführten stationären Konzepte nicht durch Studien gestützt, weshalb im unkomplizierten Fall ambulante Rehabilitationsmaßnahmen ausreichen. Jedoch besteht die Empfehlung bei durch Begleiterkrankungen und / oder sekundären Funktionseinschränkungen eine umfassende Rehabilitationsmaßnahme von mindestens 3-wöchiger Dauer einzuleiten. Bei behandlungsbedürftigen Wirbelsäulendeformitäten ist die Funktionsfähigkeit der Wirbelsäule durch die zunehmende Versteifung herabgesetzt. Dadurch entstehen auch im sozialen Bereich einige Einschränkungen. Bei der Berufswahl zum Bsp. wäre ein Berufsbild zu bevorzugen, bei dem der freie Wechsel vom Stehen, Sitzen und Gehen möglich ist und Arbeiten ausgeschlossen sind, die dauerhaftes Heben, Tragen und Bewegen schwerer Lasten erfordern.

Durch die Anwendung der bereits im vorherigen Kapitel beschriebenen Leitlinie zur Rehabilitation von Wirbelsäulendeformitäten, können bei inhaltlicher und systematischer Berücksichtigung der Schulung von Alltagsaktivitäten deutliche Steigerungen der Effizienz erzielt werden (AWFM, 2012). Zusätzlich zu den medizinischen Parametern sollen auch die psychosozialen Parameter durch die stationäre Intensivrehabilitation positiv verändert werden können (Weiß, 2003b). Auch die DRV betont, dass sich Rehabilitationsleistungen bereits nach wenigen Monaten rentieren, denn knapp 80% der medizinischen Rehabilitanden konnten nach einer Rehabilitationsmaßnahme früher oder überhaupt wieder ins Arbeitsleben zurückkehren (DRV, 2012).

Eine Studie[4], die sich mit dem Thema der Wirksamkeit bzw. dem medizinischen Outcome der stationären Rehabilitation bei Skoliose befasste hatte das Ziel herauszufinden, ob sich die Wirbelsäulenverkrümmung von jugendlichen und erwachsenen Skoliosepatienten durch stationäre Intensivrehabilitation verbessert. Für diese Studie wurden 141 Patienten ab einem Alter von elf Jahren einer Spezialklinik zur Rehabilitation von Wirbelsäulendeformitäten einberufen, in welcher sie eine drei- bis sechswöchige stationäre Reha-Maßnahme absolvierten. In die prospektive Studie wurden Probanden von Juni 1998 bis Mai 1999 mit idiopathischer Skoliose konsekutiv aufgenommen. Von allen Patienten wurden zu Reha-Beginn und am Reha-Ende die mittlere Seitabweichung sowie die mittlere Rotation der Wirbelsäule sowie die Vitalkapazität und der Neigungswinkel erfasst. Zudem wurden die Patienten am Ende der Reha-Maßnahme zur Reha-Zufriedenheit befragt. Der statistische

---

[4] Autoren: H. R. Weiß, A. Steiner, D. Reichel, F. Petermann, P. Warschburger, K. Freidel (2001)

Vergleich der Werte wurde mit multivariaten Varianzanalysen durchgeführt. In der Auswertung der Studie zeigte sich, dass am Ende der Reha-Maßnahme sich die mittlere Seitabweichung sowie die Werte für den Krümmungswinkel in allen Altersgruppen signifikant reduziert (p < 0,05) und auch die Vitalkapazität sich verbessert (p < 0,05) hatte. Des Weiteren äußerten sich die Patienten sehr zufrieden mit dem Reha-Aufenthalt und den erreichten Zielen. Die Autoren folgern aufgrund ihrer Ergebnisse, dass die stationäre Intensivrehabilitation zur Verbesserung und Stabilisierung der skoliotischen Wirbelsäulenverkrümmung beitragen kann (Weiß et al., 2001). In einem weiteren Artikel beschreibt Weiß, dass die stationäre Intensivrehabilitation im Gegensatz zu den meisten anderen Rehabiliationskonzepten umfassend wissenschaftlich untersucht ist. In einer prospektiven Interventionsstudie[5] konnte belegt werden, dass die stationäre Intensivrehabilitation zu einer kurzzeitigen Krümmungsaufrichtung von knapp 5° führt. In einer retrospektiven Untersuchung konnte belegt werden, dass die durch eine stationäre Intensivrehabilitation behandelten Patienten im Vergleich zum Spontanverlauf prognostisch günstiger abschneiden. Zudem konnte die Verbesserung der Vitalkapazität und die Veränderungen der kardiopulmonalen Parameter bei Erwachsenen nachgewiesen werden. In einer Untersuchung mit einer kohortengleichen Kontrollgruppe konnte belegt werden, dass die stationäre Intensivrehabilitation die Prognose der behandelten Patienten im Vergleich zum Spontanverlauf hochsignifikant verbessert. Bei einem Krümmungswinkel von >30° und bei Korsettindikation sind im Wachstumsalter auch vorzeitige stationäre Wiederholungsbehandlungen zur Intervallförderung notwendig. Im Wachstumsalter und auch gegen Ende desselben ist laut Weiß eine Langzeitbehandlung vornehmlich in Eigenregie notwendig, um eine Krümmungszunahme zu verhindern (Weiß, 2003a).

Eine weitere Studie zur Wirksamkeit der Rehabilitation bei Skoliose erbrachte Ergebnisse zum Thema Stationäre Reha nach Schroth (Die skoliosespezifische Rückenschule nach Schroth - erste Ergebnisse einer prospektiven Verlaufskontrolle). Um Aufschluss über die Wirksamkeit der skoliosespezifischen Rückenschule nach Katharina Schroth zu erhalten, haben Weiß und seine Kollegen 1987 mit dieser Studie begonnen. Die Patienten, die in die Studie aufgenommen wurden, hatten eine idiopathische Skoliose, keine Korsettbehandlung oder Elektrostimulation, sowie gab es verwertbare Ganzaufnahmen im Stehen, die nicht älter als sechs Monate vor der stationären Behandlung waren. Es konnten hierbei 181 Patienten mit einem Durchschnittsalter von 12.76 Jahren und einem durchschnittlichen Krümmungswinkel von 27° nach Cobb in die Studie eingeschlossen werden. Über den Beobachtungszeitraum zeigte sich eine Krümmungszunahme von 6° und mehr bei knapp 25%, eine Stabilisation bei 57% und eine Krümmungsabnahme von 6° und mehr bei knapp 18%. In dem Kollektiv von nur

---

[5] Zu den hier genannten, sowie weiteren aktuellen Studien, waren die Volltexte in den genutzten Datenbanken und Bibliotheks-Katalogen (noch) nicht verfügbar, weshalb auf Reviews oder deren Abstracts zurückgegriffen wurde.

mit Krankengymnastik behandelten Patienten war eine relative Progredienz in keinem der Fälle nachweisbar. 25% der Patienten konnten über den Beobachtungszeitraum von 32 Monaten um mehr als 5° aufgerichtet werden. Das Fehlen jeglicher relativen Progredienz sowie der direkte Vergleich der Krümmungsverläufe unter der Behandlung mit dem Spontanverlauf belegen die Wirksamkeit des stationären Rehabilitationsprogrammes. Die Autoren sind der Ansicht im Zuge der Studie(n) die Wirksamkeit des Rehabilitationsprogrammes nach Schroth belegt zu haben. Die Ergebnisse betreffen allerdings nur intensiv durchgeführte stationäre Rehabilitationsbehandlungen mit Weiterführung des Rehabilitationskonzeptes bei ausgebildeten Krankengymnasten am Wohnort, wie es in der Katharina-Schroth-Klinik entwickelt wurde (Weiß, 1995).

4. Fazit

Zusammenfassend lässt sich sagen, die Skoliose ist eine der Ursachen von chronischen Rückenschmerzen. Die hierbei häufigste Form, die idiopathische Skoliose ist eine dreidimensionale Deformität mit genetischer Disposition, die sich im präpubertären Wachstumsschub stufenweise steigern kann. Eine frühe Korsettbehandlung ab einem Cobb-Winkel von 20–25° zeigt zufriedenstellende Ergebnisse. Die Primärkorrektur und die Compliance müssen als Prädiktoren eines guten Outcomes optimiert werden (Seifert, 2016). Da Psychosoziale Risikofaktoren unbedingt beachtet werden sollten und der Patient über den Erkrankungsprozess in Kenntnis gesetzt sowie ihm aktive Bewältigungsstrategien aufgezeigt werden sollten, ist ein multimodales Behandlungsprogramm am sinnvollsten. Dies ist am leichtesten in einer Rehabilitationsklinik umsetzbar in welcher ein Team aus verschiedenen Therapeuten und Ärzten arbeiten kann (Reisch, 2009). Die konservative Behandlung beruht auf der Trias von: ambulanter Physiotherapie, stationärer Intensivrehabilitation und der Korsettversorgung. Es gibt laut Weiß sowohl für die ambulante Physiotherapie, jedoch besonders für die SIR und für die Korsettversorgung vielfältige Wirksamkeitsnachweise, weshalb die konservativen Behandlungsmöglichkeiten als gangbare Alternative zur Operation angesehen werden sollten. Auch bei Vorliegen einer rein kosmetischen Beeinträchtigung sind die konservativen Maßnahmen ebenso wie die operativen Maßnahmen aufzuzeigen und zu erläutern, damit die Patienten über die zu wählende Behandlungsstrategie frei entscheiden können (Weiß, 2003b). Vor allem in Zeiten, in denen chirurgische Optionen aufgrund einer gewissen therapeutischen Unsicherheit gegenüber den konservativen Methoden auch in wissenschaftlichen Publikationen in den Vordergrund treten, ist es wichtig die konservative Behandlung der Skoliose und den Korsettbau einer exakteren Nachprüfung zu unterziehen. Kritiker der Korsettversorgung behaupten, dass sich der meist primär gut korrigierende Effekt in Frontal- und Rotationsprofil Jahre nach der Abtrainierung aus dem Korsett wieder verringert oder ganz verschwindet (Matussek, 2016).

Die Literatur, die man zu der Erkrankung Skoliose finden kann, ist im Vergleich zu anderen Erkrankungen sehr gering. Die Literatur die speziell über Rehabilitations-Maßnahmen bei der Skoliose berichtet fällt noch geringer aus und geht gen Null. So wie auch bei anderen Themenbereichen, die noch nicht weitreichend erforscht und bekannt sind, gibt es auch hier vorwiegend einen Autor, der die meisten und bekanntesten Texte zu dem Thema verfasste und auch sehr oft zitiert wurde. In dieser Arbeit wurde ersichtlich, dass fast jeder Text aus den unterschiedlichen Bibliotheken und textbasierten Meta-Datenbanken einen Anteil von dem Autor Hans-Rudolf Weiß enthält oder zitiert wurde. Zum einen hat dies positive Seiten, da er sich sehr viel mit Skoliose befasst hat, eigene Kliniken besitzt sowie eine eigene Praxis und sehr viel Erfahrung hat. Zum anderen könnte die Gefahr bestehen, dass dadurch auch in fast allen Texten „nur eine Meinung" vertreten ist. Denn auch unter den Studien gab es wenige bei denen Herr Weiß nicht mitwirkte. Hierbei könnte man vielleicht noch einmal auf die Monopolstellung hinweisen. Die Darstellung der Behandlungsmöglichkeiten könnte bei ungenauer Betrachtung sehr einseitig wirken da Herr Weiß vorwiegend für „seine" Behandlung plädiert. Der Vergleich ist aufgrund der Monopolstellung der K. Schroth Behandlung und aufgrund fehlender Studien und Texte zu anderen Behandlungsmöglichkeiten schwierig. Dennoch konnte im Vergleich zu Kontrollgruppen immerhin eine gute Wirksamkeit bestätigt werden.

5. Literatur

Asklepios Kliniken GmbH & Co. KGaA (o.J.). *Skoliose-Therapie nach Schroth: Skoliose Behandlung. Stationäre Skoliose-Intensiv-Rehabilitation (SIR®).* Abgerufen am: 21.03.2019. Verfügbar unter: https://www.asklepios.com/bad-sobernheim/skoliose-rehabilitation/

AWMF (2012). *Spezielles Rehabilitationskonzept Wirbelsäulendeformitäten. Eine Leitlinie der Sektion Rehabilitation und Physikalische Medizin der DGOOC von Orthopäden für Orthopäden.* Abgerufen am: 21.03.2019. Verfügbar unter: https://www.awmf.org/uploads/tx_szleitlinien/033-045l_S1_Wirbensäulendeformitäten_Rehabilitation_2012-03.pdf

Buschmann-Steinhage, R. & Widera, T. (2016). Grundlagen der Rehabilitation. In: J. Bengel und O. Mittag (Hrsg.), *Psychologie in der medizinischen Rehabilitation.* Berlin: Springer.

Carter OD & Haynes SG (1987). Prevalence rates for scoliosis in US adults: results from the first National Health and Nutrition Examination Survey. *Int. J. Epidemiol Dezember 1987; 16(4),* 537–544.

Correll, J., Corell, J. K. & Döderlein, L. (2018). *Orthopädie und Rehabilitation bei Jugendlichen.* Berlin: Springer.

Dannenmaier, Julia (2018). *Rehabilitation bei chronischen Rückenschmerzen im Spiegel von Routinedaten.* Medizinischen Fakultät der Universität Ulm.

Deutsche Rentenversicherung Bund (2012). *Reha-Bericht. Die medizinische und berufliche Rehabilitation der Rentenversicherung im Licht der Statistik.* Abgerufen am 01.11.2016. Verfügbar unter: https://www.deutsche-rentenversicherung.de/Allgemein/de/Inhalt/6_Wir_ueber_uns/03_fakten_und_zahlen/04_reha_jahresberichte/downloads_reha_jahresberichte/rehabericht_2012.pdf?__blob=publicationFile&v=8

DSN (2014). *Deutsches Skoliose Netzwerk.* Abgerufen am: 20.03.2019. Verfügbar unter: www.deutsches-skoliose-netzwerk.de/index.php/ueber-skoliose-de-de/

Kröner-Herwig, B. (2016). Schmerzbehandlung. In: Bengel und Mittag (Hrsg.), *Psychologie in der medizinischen Rehabilitation* (S. 183-193). Berlin: Springer.

Matussek, J., Dingeldey, E., Benditz, Rezai, G. & Nahr, K. (2016). Konservative Behandlung der idiopathischen Skoliose. Beeinflussung der Rumpfasymmetrie mit Cheneau-Korsettarchetypen. *Manuelle Medizin, 3/2016,* 139–149. Berlin: Springer.

Multerer, C. & Döderlein, L. (2009). Skoliose im Kindes- und Jugendalter Aktuelle Grundlagen der Diagnostik und Therapie. *Monatsschrift Kinderheilkunde, März 2009, Vol. 157*, 273-288 Berlin: Springer.

Reisch, A. (2009): *Trotz chronischen Rückenschmerzen zurück zur Arbeit? Funktionsorientierte Rehabilitation bei Patienten mit chronischen Rückenschmerzen.* Unveröffentlichte Bachelorarbeit, Institut für Physiotherapie, Zürich. Verfügbar unter: https://digitalcollection.zhaw.ch/bitstream/11475/495/1/Reisch_Ariane_Physiotherapie_BA09. pdf

RKI (2002). *Gesundheitsberichterstattung des Bundes, Heft 7. Chronische Schmerzen – Kopf- und Rückenschmerzen, Tumorschmerzen.* Robert Koch-Institut Verfügbar unter: http://www.gbe-bund.de/pdf/Schmerz.pdf

Schönle, P. W. (2007) *Integrierte medizinisch-berufliche Rehabilitation. Grundlagen Praxis Perspektiven.* Bad Honnef: Hippocampus-Verlag.

Schulte, T (2019). *Skoliosen / Kyphosen.* Abgerufen am: 31.03.2019. Verfügbar unter: https://orthinform.de/lexikon/skoliosen-kyphosen

Schwab, F., Ashok, D., Gamez, L., Fegoun, A. B. E., Hwang, K., Pagala, M. & Farcy, J-P. (2005). Adult Scoliosis: Prevalence, SF-36, and Nutritional Parameters in an Elderly Volunteer Population. *Spine Mai 2005, Vol. 30(9),* 1083-1085.

Seifert, J., Thielemann, J. F. & Bernstein, P. (2016*). Adoleszente idiopathische Skoliose. Leitfaden für die praktische Anwendung.* Berlin: Springer.

Tepohl, L (2016). *Gesundheitsökonomische Bewertung des Nutzens der medizinischen Rehabilitation unter Berücksichtigung von zukünftigen demografischen Entwicklungen.* Doktorarbeit, Universität Ulm, Medizinische Fakultät.

Tingart, M., Schulze, A. (2015). Update Skoliose. *Der Orthopäde Nov. 2015,* 835.

Weiß, H.-R. (1995). Die skoliosespezifische Rückenschule nach Schroth – erste Ergebnisse einer prospektiven Verlaufskontrolle. *Zeitschrift für Orthopädie 133 (1995)*, 114-117.

Weiß, H.-R. (2003a) Rehabilitation of adolescent patients with scoliosis – what do we know? A review of the literature. *Pediatric Rehabilitation (2003), Vol. 6(3-4),* 183-194.

Weiß[6], H.-R. (2003b). Die konservative Behandlung der idiopathischen Skoliose durch Krankengymnastik und Orthesen. *Der Orthopäde, Februar 2003, Vol. 32(2)*, 146-156.

Weiß, H.-R. (2009). Ich habe Skoliose: ein Ratgeber für Betroffene, Angehörige und Therapeuten. München: Pflaum.

Weiß, H.-R., Steiner, A., Reichel, D., Petermann, F., Warschburger P. & Freidel, K. (2001) Medizinischer Outcome nach stationärer Intensivrehabilitation bei Skoliose. *Physikalische Medizin Rehabilitationsmedizin Kurortmedizin (2001), 11(3)*, 100-103.

Widera, T., Baumgarten, E., Beckmann, U. & Zellner, M. (2011). *Kinder- und Jugendlichen-Rehabilitation – Versorgung und Versorgungsqualität.*

Willner S., Uden, A. (1982). A prospective prevalence study of scoliosis in Southern Sweden. *Acta Orthop Scand April 1982, 53(2)*, 233-237.

---

[6] Dr. med. Hans-Rudolf Weiß ist der Enkel von Katharina Schroth und Sohn von Christa Lehnert-Schroth, der Begründerin der Katharina Schroth Klinik. Seit Sommer 2009 ist er in seiner Praxis tätig und bietet neben der allgemeinen orthopädischen Beratung und Behandlung für Patienten mit Wirbelsäulenverkrümmungen (Skoliosen, Kyphosen) die Versorgung mit korrigierenden Rumpforthesen (Korsetten) an. (Quelle: https://www.skoliose-dr-weiss.com/praxis/ueber-den-praxisinhaber/)

BEI GRIN MACHT SICH IHR
WISSEN BEZAHLT

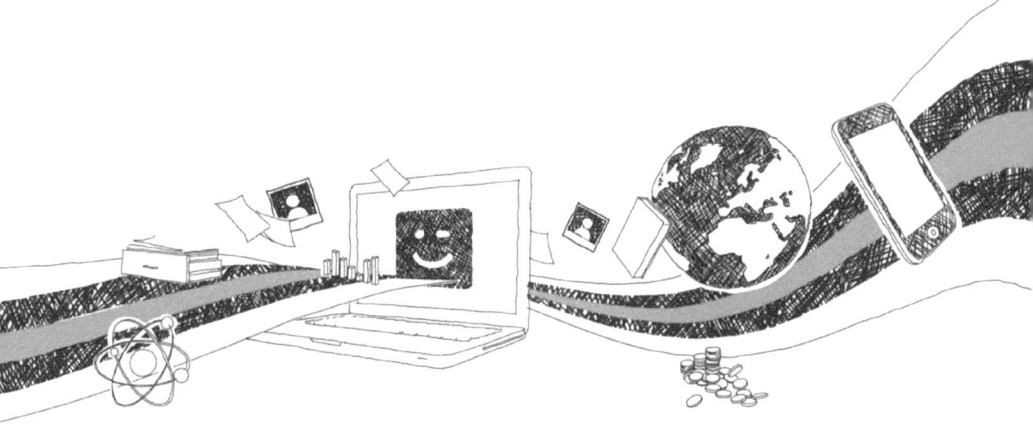

- Wir veröffentlichen Ihre Hausarbeit,
  Bachelor- und Masterarbeit

- Ihr eigenes eBook und Buch -
  weltweit in allen wichtigen Shops

- Verdienen Sie an jedem Verkauf

Jetzt bei www.GRIN.com hochladen
und kostenlos publizieren

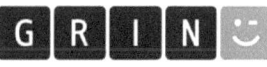